NCL

Neuronale-Ceroid-Lipofuszinose

Was bedeutet Kinderdemenz?

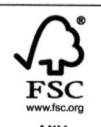

Herstellung und Verlag:
BoD-Books on Demand, Norderstedt
ISBN: 9783752686432
Bilder: pixabay.com

Bibliografische Information der Deutschen Nationalbibliothek:
Die Deutsche Nationalbibliothek verzeichnet diese Publikation
in der Deutschen Nationalbiografie; detaillierte
bibliografische Daten sind im Internet über: www.dnb.de
abrufbar.

Inhaltsverzeichnis

Warum schreibe ich über NCL?

Manchmal hört man Namen von Krankheiten, mit denen man absolut nichts anzufangen weiß. Für einen selbst ist nicht jede relevant. Schon gar nicht weckt jede Erkrankung gleich Interesse. Ein Name, den ich noch nicht kannte, war NCL. Vor einigen Monaten bin ich durch Zufall auf die Krankheit aufmerksam geworden, über ein Dokumentations-Video eines Online-Video-Dienstes. Das Schicksal des betroffenen Kindes hat mich sehr gerührt. Darum habe ich begonnen, mich über die Krankheit zu informieren. Schon bald bin ich auf den Leidensweg anderer NCL-Patienten/ NCL-Patientinnen und deren Angehörigen gestoßen. Hierbei stellte sich heraus, dass NCL für viele Betroffene und Eltern ebenso ein neuer Begriff war bzw. ist. Dabei geht es aber nicht nur um den Namen. Mit Ausbruch der Krankheit, ändert sich vor allem der Alltag. Die Kinder oder jungen Erwachsenen verlernen immer mehr Dinge, die einst selbstverständlich waren. Betroffene und Verwandte müssen sich ständig auf eine neue, meist schlimmere Situation einstellen. So etwas geht sehr an die Substanz. Es schafft Unsicherheit. Aus Erfahrung in anderen Bereichen weiß ich, dass Unsicherheit durch Aufklärung verringert werden kann. Aufklärung über die Krankheit sowie Kontakt zu anderen Betroffenen können helfen. NCL wird davon nicht geheilt. Aber Betroffene und Angehörige können lernen, mit NCL umzugehen. Ebenso können sie erfahren, welche Situationen wohl auf sie zu kommen und dass sie nicht alleine sind. Es gibt viele Wege, über eine Erkrankung aufzuklären und aufzuzeigen, wie oder wo Betroffene zusammenkommen können. Ich habe mich dafür entschieden, diesen Ratgeber zu schreiben. Zum einen liegt mir das Schreiben sehr nah. Zum anderen gibt es bisher kaum gedruckte Werke, über NCL. Dabei kann ein gedrucktes Buch/ Heft in einer (Online-) Bücherei oder Bibliothek Menschen aufmerksam machen, die selber nie auf die Idee kommen würden, dass sich hinter den 3 Buchstaben eine Krankheit verbirgt. Außerdem hilft ein ge-druckter Ratgeber, Verwandte aufzuklären, welche weniger geübt im Umgang mit dem Internet sind. Auch können das eigene Wissen über NCL verbessert und die Informationen jederzeit -ohne Internet und technische Geräte- nach-geschlagen werden. Einer dieser Gründe trifft bestimmt auch auf Sie zu. Sonst würden Sie nicht das Heft in den Händen halten und diese Zeilen lesen. So. Nun wissen Sie, warum ich mich entschlossen habe, eine Broschüre über eine so seltene Krankheit wie NCL zu verfassen. Jetzt möchte ich Ihnen keine Zeit mehr rauben, sondern mit dem Wesentlichen starten.

Was ist NCL?

Die Buchstaben *NCL* sind eine Kurzform. Das *N* steht dabei für Neuronale, das *C* für Ceroid und das *L* für Lipofuszinose, also Neuronale Ceroid Lipofuzinose.

Neuronale sind dabei ein Netz aus Nervenzellen. Ceroid ist ein wachsartiger Stoff und Lipofuszin ist ein fettiger, brauner Stoff.

NCL ist eine der häufigsten, erblichen und bisher tödlich endenden neurodegenerativen Erkrankungen. Betroffene sind Kinder, Jugendliche sowie junge Erwachsene. Bei ihnen baut das Gehirn ab, weil ein bestimmtes Enzym nicht vorhanden ist. Durch das fehlende Enzym können Ceroid und Lipofuszin nicht verarbeitet werden. Folgend nehmen die Zellen diese Stoffe auf und schädigen sie. Aufgrund des geistigen Abbaus wird oft von Kinderdemenz gesprochen. Weitere Namen und Kürzel sind CLN, VSS oder Amaurotische Idiotie. Auf Englisch heißt die Krankheit „Batten disease". Der Engländer Frederik Batten beschrieb die Erkrankung 1903. Zuvor gab es aber schon 1826 Aufzeichnungen von dem Arzt Otto Christian Stengel. Er lernte in Norwegen eine Familie kennen, welche 2 betroffene Kinder hatte. Otto Christian Stengel war der Erste, der die Krankheit beschrieb.

Wie viele Betroffene gibt es?

Obwohl NCL die am häufigsten auftretende neurodegenerative Hirnabbau-Krankheit ist, ist sie sehr selten. Von 30.000 Kindern ist, laut NCL-Gruppe Deutschland e. V., gerade einmal 1 Kind betroffen. Im Jahr 2017 sind es deutschlandweit bei einer Geburtenzahl von 785.000 Geburten 26 Kinder. Die Gesamtzahl von NCL-Patienten/ NCL-Patientinnen in Deutschland wurde bislang jedoch nicht ermittelt. Dafür müssten alle Neugeborenen auf die Krankheit untersucht werden (durch ein Neugeborenenscreening) und erkrankte Kinder/ Jugendliche immer eine richtige Diagnose erhalten. Außerdem ist die Betroffenenzahl variabel. Schließlich kommen immer NCL-Kinder dazu oder es sterben welche. Geschätzt wird aber, dass es in Deutschland 300 bis 400 Kinder mit der Krankheit gibt. Weltweit sollen es bis 50.000 Betroffene sein.

Wo kommt die Erkrankung her?

Wird nicht gerade die kongenitale/angeborene NCL diagnostiziert, tritt die Erkrankung erst im Kindes-, Jugend- oder Erwachsenenalter ein. Verantwortlich für die Krankheit ist ein Genfehler. Die Betroffenen tragen ihn schon von Geburt an in sich, egal, von welcher NCL-Form sie betroffen sind. Er wird vererbt. Meist geschieht die Vererbung autosomal-rezessiv. Also müssen beide gesunden Elternteile das kranke Gen in sich haben und es vererben.

Was ist ein Gen?
Ein Gen ist eine Grundinformation im Körper. Es sorgt für eine Eigenschafts-Entwicklung.

Warum sind manche Geschwister von NCL-Kindern gesund?
Jedes Gen gibt es im Körper zweimal. Dabei ist jede Version verschieden. Im Falle von einem Genfehler liegt eine falsche Information vor. Ist nur ein Gen krank, enthält das gesunde zweite Gen trotzdem richtige Informationen. So ist es bei den Eltern von NCL-Kindern. Denn sie haben beide ein gesundes und ein NCL-Gen. Vererben beide Elternteile das kranke Gen, bekommt das Kind Neuronale Ceroid Lipofuszinose. Erbt das

Kind aber ein gesundes oder gar beide gesunden Gene, bekommt es die Krankheit nicht. Die Vererbung der Krankheit liegt bei 25 %. Somit können Geschwister gesund sein. Allerdings besteht zu 25 % ebenso die Gefahr, dass ein NCL-Gen vererbt wird. Auch dann erhalten die Kinder die Krankheit nicht. Sie sind aber Träger wie ihre Eltern. Als Träger können sie später die Kinderdemenz an eigene Kinder vererben. Darum sollten sich NCL-freie Geschwister, wenn sie einmal Kinder haben wollen, aus solch einen Fehler in den Genen testen lassen.

Was bedeutet NCL?

NCL kommt so gut wie immer unvorbereitet. Besonders am Anfang wissen viele betroffene Familien gar nicht genau, was sie erwartet. Darum hier eine Kurzfassung:

Was heißt NCL für ein erkranktes Kind?
Erkrankt ein Kind an der Neuronalen-Ceroid-Lipofuszinose bedeutet es zu Beginn oft Sehverschlechterung bis hin zur Erblindung. Nach und nach können epileptische Anfälle, Sprachstörungen bis hin zum Sprachverlust, Gleichgewichts-

und Bewegungsstörungen bis zur Bewegungsunfähigkeit auftreten. Auch das Denkvermögen lässt nach, darum auch der Name Kinderdemenz. Mit diesem Nachlassen kommt es zur Angst, zu Unruhe und Verlust des Tag- und Nachtrhythmus`. Ebenso gibt es Halluzinationen, Depressionen, Schluckbeschwerden bis zur künstlichen Ernährung. Außerdem verliert das Kind viele oder gar alle Freunde und ist immer mehr auf Hilfe anderer angewiesen. Zum Schluss der NCL folgt ein früher Tod, sofern es bislang keine komplett wirksame Therapie gibt.

<u>Was bedeutet NCL für die Eltern?</u>
Eltern nehmen die Krankheit selbstverständlich anders wahr, als die Kinder. Sie sind oft ratlos, verzweifelt, hilflos und müssen sich rund um die Uhr auf neue Situationen einstellen. Dies führt zu körperlichen und seelischen Belastungen. Nicht selten ist damit das familiäre Leben sehr belastet. Viele Elternteile lassen sich dann scheiden. Freundschaften brechen weg. Aus Unwissenheit der Anderen müssen sich die Eltern zudem Schuldzuweisungen anhören. Dazu kommen Konflikte mit Ämtern als auch Krankenkassen. Nur wenige können ihr Kind komplett allein oder mit Verwandten pflegen. Alle anderen müssen sich nach Pflegekräften und Helfern

erkundigen, die das Kind zumindest zeitweise betreuen. Zudem sind manche Betroffenen gezwungen umzuziehen, etwa in eine behindertengerechte Wohnung. Somit, und wegen der immer wieder neu benötigten Hilfsmittel, gibt es auch eine finanzielle Belastung. Nicht zu vergessen sind die unzähligen Aufenthalte bei Ärzten und Kliniken. Bis die richtige Diagnose gestellt ist, kann es mehrere Jahre dauern. Aber selbst danach muss das Kind immer wieder untersucht und eventuell gegen einzelne Symptome behandelt werden.

Verschiedene Formen der Kinderdemenz

Kinderdemenz bzw. NCL ist nur ein Überbegriff. Dahinter verbergen sich verschiedene Hirnabbau-Erkrankungen bei Kindern und Jugendlichen

Wie viele NCL-Arten gibt es?
Momentan sind 14 Gendefekte bekannt, welche mit NCL verbunden sind. Jedoch wird vermutet, dass es noch einige mehr gibt.

Wie werden die Arten eingeteilt?

Die NCL-Formen werden nach dem Eintrittsalter eingeteilt. Ebenso ist es mit nachgewiesenen Gendefekten. Die Gendefekte betreffen verschiedene Eiweißmoleküle.

Was haben alle Arten gemeinsam?

Alle Arten haben gemeinsam, dass es vererbte Genfehler sind, zu denen es noch keine Heilung gibt. Sie führen immer zum Erblinden, zum Geistesabbau, zu Bewegungsstörungen und verschiedenen Formen einer Epilepsie. Die Reihenfolge, in der die Symptome eintreten, ist verschieden. Zudem können die Symptome behandelt werden. Medikamente, Logopädie oder Ergotherapie können den Kindern das Leben etwas erleichtern.

Die angeborene/kongenitale NCL:

Bei dieser Form sind die Kinder schon seit der Geburt krank. Das betroffene Gen ist CTSD/CLN10. Der Fehler sorgt dafür, dass der Körper das Enzym Cathepsin für die Verdauung von bestimmten „Abfällen" nicht richtig produziert. Oft fällt schon in der Schwangerschaft auf, dass die Hirnentwicklung zurückbleibt und Krampfanfälle vorkommen. Nach der Geburt nimmt die Krankheit schnell zu. Die Kinder bekommen schon mit wenigen Tagen Krämpfe. Meist sterben sie bereits nach wenigen Wochen.

Die Infantile NCL:

Eine Infantile NCL tritt mit 10 bis 18 Monaten auf. Sie wird in zwei Kategorien unterteilt. Bei der Infantilen NCL ist das Gen CLN14 betroffen. Die klassische Infantile NCL bedeutet, dass s bei CLN1 einen Genfehler gibt. Dieses Gen hat die Aufgabe, dass das Enzym Palmitoylprotein-Thioesterase 1 (also PPT1) richtig funktioniert. Ist es fehlerhaft, ergeben sich granuläre Zelleinschüsse. Folgend erlahmt Palmitoylprotein-Thiosterase, ein Enzym zur Verwertung von Zellabfall. Das betroffene Gen ist seit 1995 bekannt. Davor hieß die Krankheit Haltia-Santavuori. Bei der Infantilen CLN schreitet die Krankheit schnell voran. Erst entwickelt sich das Kind normal. Doch in der 2. Hälfte des 1. Lebensjahres endet die Entwicklung. Danach macht das Kind geistige Rückschritte. Das hat auch Auswirkungen auf die Bewegung. So verlernt das Kind etwa das Krabbeln. Auch der Augenkontakt geht verloren, was ein Zeichen für die beginnende Erblindung ist. Später treten Muskelkrämpfe, Muskelzucken und Epilepsie auf. Außerdem wächst der Kopf nur wenig. Welche

Symptome zuerst vorkommen, ist verschieden. Nach 2 bis 3 Jahren kann sich das Kind nicht mehr bewegen. Es stirbt.

Die Spätinfantile NCL:

Die NCL-Form, die mit 2 bis 3 Jahren vorkommt, nennt sich Spätinfantile NCL. Sie wird unterschieden in Klassische Spätinfantile NCL (alt Jansky Bielschofsky) mit dem betroffenen Gen CLN2, Finnische Sonderform mit dem Gen CLN5, Indisch-Iberische Sonderform mit dem Gen CLN6 und Türkische Sonderform mit dem Gen CLN7. Außerdem gibt es die Nordische Epilepsie mit dem Gen CLN8.

Nicht von allen Genen ist bekannt, wofür sie eigentlich da sind. Bei CLN2 weiß man jedoch, dass der Genfehler die Herstellung von Tripeptiylpeptidase verringert. Dieses Enzym verwertet Abfälle in den Zellen. Bei allen Arten der Spätinfantilen Kinderdemenz zeigen die betroffenen Kinder eine verzögerte Entwicklung ihrer Sprache. Sie können sich nicht gut koordinieren und machen Rückschritte in der Entwicklung. Sie leiden außerdem unter Sehverlust. Wegen anderen neurologischen Fehlfunktionen wird dieser aber erst spät erkannt. Auffälliger sind epileptische Anfälle. Je früher die Erkrankung erkannt wird, desto länger können die Kleinen leben. Die Lebenserwartung beträgt aber oft nicht mehr als 10 bis 15 Jahre.

Die Juvenile NCL:

Kinderdemenz, die meist zwischen 5 und 7 Jahren beginnt, heißt Juvenile NCL, kurz: JNCL. Die „normale" JNCL entsteht durch einen Defekt an Gen CLN12. Es gibt noch zwei weitere Arten der JNCL. Eine ist die Klassische JNCL (alt Spielmeyer-Vogt, Stengelsche Krankheit und Vogt-Mayer-Stock-Syndrom) mit dem Gendefekt an Gen CLN3. Dieses Gen ist für ein Protein verantwortlich, welches sich in der Zellmembran befindet. Durch den Genfehler wird das Protein immer geringer.

Zudem existiert die vermutete JNCL an Gen CLN9. Bei der Juvenilen Kinderdemenz verringert sich, unabhängig vom betroffenen Gen, zuerst das Sehen. Als Ursache wird nicht selten eine falsche Diagnose gegeben, wie etwa Kurzsichtigkeit. Das Kind bekommt eine Brille. Reichen wird diese nicht. Das Sehvermögen wird weniger. In vielen Fällen tritt bis zum 9. Lebensjahr eine komplette Blindheit ein. Bald lassen zudem die schulischen Leistungen nach. Den Kindern fällt das Lernen schwerer und ihre Schrift wird undeutlicher.

Hinzu kommen Probleme mit dem Sprechen. Im weiteren Verlauf geht das Sprechen komplett verloren. Die Bewegungsfähigkeit geht zurück. Irgendwann können JNCL-Kinder nur noch mit Hilfe und bald gar nicht mehr laufen. Auch haben sie Schluckbeschwerden. Sollen sie nicht noch eher sterben, müssen sie irgendwann künstlich ernährt werden. Oft bekommen sie auch Angstzustände, Halluzinationen oder Depressionen. Dazu kommen parkinsonartige Bewegungen und Epilepsie. Die Reihenfolge, in der die Symptome auftreten kann sich von Patient zu Patient unterscheiden. Am Ende hört die Atmung auf. Bei einer Behandlung liegt die Lebenserwartung bei 20 bis 30 Jahren.

Die Adulte NCL:

Manchmal bekommen Jugendliche oder junge Erwachsene die Adulte NCL. Im Durchschnitt ist das Alter des Eintritts 30 Jahre. Untergliedert wird die Adulte Kinderdemenz in: die klassische adulte NCL mit dem betroffenen Gen CLN4, Kufs Typ B mit dem Gendefekt an CLN6, adulte NCL mit dem Defekt an CLN11 und Kufs Typ A mit dem Genfehler an CLN13. Je nach Typ sind die Anzeichen variabel. Möglich sind Wesensveränderungen oder die Menschen sind nicht mehr so leistungsfähig. Adulte NCL ist die einzige Form, welche autosomal-rezessiv und autosomal-dominant vererbt werden kann.

Wie wird eine Diagnose gestellt?

Der Weg eines NCL-Kindes beginnt häufig mit einer Sehverschlechterung und mit einem Leistungsabfall. Auch andere Symptome (Siehe „Verschiedene Formen der Kinderdemenz") sind möglich. Wer die Krankheit bei seinem Kind vermutet, sollte schnell handeln. Denn nur wenn bald eine richtige Diagnose steht, kann dem Kind wirklich geholfen werden. Für die Diagnose sollten Spezialisten aufgesucht werden. Kontaktdaten gibt es dazu auf den Seiten 45 und 46.

Kongenitale NCL diagnostizieren (CLN10):
Haben Neugeborene einen zu kleinen Kopf und schon nach kurzem Epilepsie, sollte ein Enzymtest auf Cathepsin-D durchgeführt werden. Dafür kommt eine Blutprobe in ein Labor. Ist das Enzym nicht vorhanden nicht ausreichend vorhanden, kann die Diagnose gestellt werden. Es empfiehlt sich trotzdem, bei CLN10 eine molekulargenetische Untersuchung durchzuführen.

Infantile und spätinfantile NCL diagnostizieren (oft CLN1 und CLN2):

Diese NCL-Formen können mit einer Blutuntersuchung der Enzymaktivität von Palmitoylprotein Thioesterase 1 (CLN1) und Tripeptidylpeptidase 1 (CN 2) diagnostiziert werden. Die Blutprobe muss gut getrocknet sein und darf nur bei Raumtemperatur verschickt werden. Zum Verschicken kommt sie in einen normalen Umschlag. Die Klinik, welche die Probe abnimmt, schickt sie an ein Stoffwechseldiagnostiklabor.

Fehlt das PPT1 Enzym oder ist es nur wenig aktiv, handelt es sich um CLN1. Bei CLN2 ist es das TTP1 Enzym. Durch eine Gendiagnostik kann die exakte Mutation erkannt werden.

Zeigen sich NCL-Symptome und funktionieren beide Enzyme normal, sollte nach typischem Speichermaterial gesucht werden. Dazu wird an Gewebe eine elektronen-mikroskopische Untersuchung durchgeführt. Wird dabei NCL-Material gefunden, liegt eine nicht klassische NCL-Art vor. Es kann sich um einen Defekt an CLN5, CLN6, CLN7 oder CLN8 handeln. Welches Gen betroffen ist, kann mit einer Mutationsanalyse erfahren werden.

Juvenile NCL diagnostizieren (CLN3):

Bei Vermutung auf JNCL sollte eine Blutuntersuchung auf Lymphozyten-Vakuolen und auf Veränderung des Gens CLN3 durchgeführt werden. Gibt es keine Veränderung, kann eine untypische JNCL-Art in Betracht gezogen werden. Es ist zum Beispiel möglich, dass es Fehler in den Genen CLN1 und CLN2 gibt. Diese sorgen dann für eine verzögerte Infantile NCL. Außerdem können CLN8 und CLN9 geschädigt sein. Um sichergehen zu können, sollte mit einer elektronen-mikroskopischen Untersuchung nach Speichermaterial gesucht werden. Dabei werden Hautfibroblasten, Lymphozyten und andere Gewebearten getestet.

Adulte NCL:

Bei einer vermuteten Adulten NCL werden die Enzym-aktivitäten von Palmitoyl-Protein-Thioesterase1 (CLN1) und Cathepsins D (CLN10) getestet. Außerdem erfolgen moleku-lare Analysen. Verhalten sich die Enzyme normal, sollte eine Elektronenmikroskopie durchgeführt werden. Damit wird mögliches Speichermaterial für NCL erkannt und auch welches Gen.

Verhalten gegenüber dem NCL-Kind

Jedes Kind ist ein eigenes Individuum und hat eine eigene Persönlichkeit. Mit Ausbruch der Krankheit ändert sich das nicht. Denn jedes NCL-Kind ist anders. Auch bekommen sie alle Einflüsse aus der Umgebung mit. Lediglich das Zeigen von Reaktionen verringert sich. Dies ist aber kein Zeichen, dass das Kind gar nichts mehr wahrnimmt. Eher nimmt es mehr wahr, als man denkt. Außerdem hält es den Krankheitsverlauf etwas auf, wenn das Kind gefördert wird. Denn durch die Förderung bleiben Fähigkeiten ein wenig länger vorhanden. Dies und die Ablenkung von der Erkrankung, sorgen dafür, dass es auch dem Kindesgemüt wohler ergeht.

<u>Mit dem NCL-Kind sprechen:</u>
Weil viele Fähigkeiten, wie etwa Sehen nachlassen, kann sich das Hörvermögen verbessern. Damit das Kind an seiner Umgebung teilhaben kann, sollte viel mit ihm geredet werden. So kann es sich darauf einstellen und erschrickt nicht, wenn es etwa plötzlich mit einem feuchten Lappen im Gesicht berührt wird. Außerdem ist es angebracht, so natürlich zu sprechen, wie es nur möglich ist. Man muss nicht versuchen, möglichst mitleidig zu klingen. Das Kind würde

entweder merken, dass man ihm etwas vorspielt oder es wird selber traurig. Besser ist es, normal oder lustig zu klingen. Letzteres kann das Kind erfreuen. Für jemanden, der betroffen ist, ist es auch positiv, wenn er begrüßt wird. Eltern begrüßen ihr Kind am Morgen oder nach einem Besuch bei Großeltern am besten so, wie sie es auch bei einem Gesunden täten. Außenstehende oder Verwandte machen es am besten genauso. Das erkrankte Kind darf direkt angesprochen werden. Dies ist besser, als wenn darüber hinweggesprochen wird. Zudem ist es ratsam genau zu wissen, was das Kind über die Krankheit erfahren darf bzw. ob darüber gesprochen werden kann. Die Familie sollte sich einig werden und Verwandte sollten die Wünsche der Eltern berücksichtigen. Bekannte, Freunde und alle anderen, welche nicht so genau Bescheid wissen, fragen am besten erst nach.

Viel Geduld aufbringen:

Bei fast keinem Menschen ist ein Tag wie der andere. Für NCL-Patienten und NCL-Patientinnen können die Tage noch verschiedener sein. Fähigkeiten, welche am Vortag noch da waren, fallen am nächsten Tag schwer. Auch können Phasen mit guter Laune auftreten und dann kommen wieder Tage, an denen das Kind niederschmetternd drauf ist. In einer schlechten Phase kommen Eltern oft an die Grenzen. Nun ist umso mehr Geduld gefragt und eventuell auch professionelle Unterstützung. Immerhin bringt es dem Kind nichts, wenn die Eltern aus Verzweiflung mit dem Kind schimpfen oder gar schreien. Solche Maßnahmen sind in der Kindererziehung s oft eh wenig bis gar nicht angemessen, bei einem NCL-Kind schon gar nicht. Man muss immer bedenken, dass das NCL-Kind Rückschritte und Fehler nicht mit Absicht macht. Auch in eine depressive Phase gelangt es nicht willentlich. Es ist besser, das Kind abzulenken. Manchmal muss man auch einfach warten, bis die Phase sich von alleine wieder verabschiedet. Denn so, wie unschöne Laune kommt, kann sie nach einiger Zeit auch wieder verschwinden.

Andere Kinder und Abwechslung:
NCL ist eine traurig stimmende Krankheit. Deswegen muss man den Alltag aber nicht grau gestalten. Viele Betroffene von Neuronaler-Ceroid-Lipofuszinose wünschen sich, etwas zu erleben. Deswegen dürfen ab und zu ruhig andere, gesunde Kinder eingeladen werden. Diese gehen mit einem NCL-Kind oft besser um, als Erwachsene denken. Sie müssen lediglich aufgeklärt werden, dass er oder sie krank ist. Kinder wollen oft nicht mehr über die Krankheit wissen. Besorgte

Eltern können wiederum über die Krankheit und darüber, dass sie nicht ansteckt, informiert werden. Außerdem gibt es viele Freizeitbeschäftigungen, welche trotz Krankheit erlebt werden können. So kann man etwa mit dem kranken Kind ins Kino gehen. Den Film kann es zwar nicht sehen. Jedoch kann es ihn hören. Bezüglich des Hörens können sie auch Hörbücher anhören, Kinder- und Jugendbuchvorlesungen oder Konzerte besuchen. Genauso kommen oft Aktivitäten mit Tieren gut an. Gerade ein Besuch in einem Streichelzoo ist was Besonderes. Die Kinder können die Tiere hier nicht nur hören, sondern genauso berühren. Mit Hilfe der Erwachsenen ist ebenso das Füttern aus der Hand möglich, wenn das der Zoo anbietet. Ebenso kann mit dem Kind gebadet werden. Zudem sind Urlaube möglich, welche auf die Einschränkungen des Kindes abgestimmt sind. Abwechslung muss allerdings nicht immer was Großes sein. Selbst kleine Spiele können solche Kinder erfreuen. Da ist etwa das Radfahren mit den Beinen. Außerdem gibt es Fingerspiele. Eine Ablenkung kann auch ein gemeinsames Knistern mit einer Papiertüte sein. Des Weiteren machen manche Kinder gern Musik, etwa mit einer Rassel oder mit anderen Handinstrumenten. Selbst Knuddeln oder ein Ertasten von verschiedenen Gegenständen können jemanden mit NCL froh machen. Angebracht sind auch

Beschäftigungen, welcher der Jahreszeit entsprechen. NCL-Patienten/NCL-Patientinnen haben meist einen guten Geruchs- und Gehörsinn. So kann mit ihnen im Frühjahr gemeinsam an Blumen gerochen und Vogelgezwitscher angehört werden. Im Winter haben die Kinder hingegen in der Regel Spaß am gemeinsamen Plätzchen backen. Gegebenenfalls können sie beim Verkneten der Zutaten in der Schüssel helfen. Gelingt ihnen das nicht mehr, ist vielleicht ein gemeinsames Ausstechen möglich. Dazu nimmt die betreuende Person die Kindeshand und sie stechen zusammen die Figuren aus. Übrigens kann auf ähnliche Weise mit Knete gespielt werden. Dann ist die Knete der Plätzchenteig und es werden Knete-Plätzchen ausgestochen. Zudem können NCL Kinder auch alle normalen Spiele machen, wenn es ihre Fähigkeiten noch erlauben. So können auch großteilige Puzzles, deren Teile sich ertasten lassen, zusammengesetzt werden. Auch Fragespiele sind möglich, sofern sich das Kind noch mündlich äußern kann. Wichtig ist nur, dass sämtliche Aktivitäten dem Kind Freude machen. Am besten wird es gefragt, ob es das eine oder das andere haben/machen möchte. Es sollte nicht zu etwas gezwungen werden. Ebenso sollten Spiele dem Kind nicht weggenommen werden, wenn es sie noch gern macht. Denn gerade Spiele, welche das Kind lange kennt, bleiben ihm in Erinnerung.

Sich selbst regenerieren:

Für ein krankes Kind da zu sein, kostet viel Kraft. Deshalb ist es wichtig, dass Pflegepersonen auch einmal ausspannen. Vielen Eltern fällt es schwer, sich einmal nicht um ihr Kind zu kümmern. Aber es ist notwendig. Nur wenn sie sich eine Auszeit nehmen, können sie ihre Kräfte zurückholen, welche sie erneut für das Kind benötigen. Der kranke Nachwuchs sollte in der Zeit in gute Hände kommen. Nur dann ist es möglich, richtig abzuschalten.

Gibt es eine Therapie gegen NCL?

Gegen Neuronale-Ceroid-Lipofuszinose gibt es momentan keine Therapie. Auf alle Fälle keine, die gegen die Erkrankung hilft. Es gibt lediglich Therapien gegen die Symptome. Sie helfen, das Leben mit der NCL etwas zu verbessern und Fähigkeiten zu fördern. Eine Ausnahme ist die Form CLN2.

Hoffnung bei CLN2:

Einst waren Studien nur an Tieren erlaubt. Seit dem

30.05.2017 gibt es offizielle Therapien für Kinder mit CLN2. Insgesamt sind es 6. Sie alle versprechen Erfolg.

Therapie 1: Enzymtherapie:

Bei CLN2, CLN1, CLN10 und CLN13 fehlt immer ein bestimmtes Enzym oder es ist nur teilweise vorhanden. Bei Versuchen mit Hunden, die ohne menschliches Zutun CLN2 hatten, erzielten Forscher ermunternde Ergebnisse. Die Pharmafirma BioMarin konnte damit ab September 2013 einen Test an Kindern durchführen. Am Test nahmen 24 Kinder teil. Die Testphase wurde an 4 Zentren in Europa und den USA vollzogen. Es kam zu guten Ergebnissen. Darum wurde gleich nach dem Abschluss bei der US-amerikanischen Zulassungsbehörde FDA ein Antrag gestellt. Ebenso wurde eine Zulassung bei der europäischen Behörde EMA an-gefordert, welche in London sitzt. In den USA wurden die Medikamente als Therapie für Kinder ab 3 Jahren zugelassen. Seit dem 30.05.2017 gibt es ein Medikament, unter anderem nach der Durchführung von einer Langzeitstudie, auch in Europa. Es ist ab der Geburt erlaubt. Das Medikament heißt Brineura. Es muss alle 14 Tage von einem gesondert geschulten Arzt/einer gesondert geschulten Ärztin verabreicht werden. Zudem müssen die Kliniken dafür ausgerüstet sein. Immerhin muss erst einmal eine Kapsel in die Kopfhaut transplantiert werden. Diese muss mit dem Gehirn verbunden sein. Danach wird das Medikament immer über die Kapsel in das Gehirn gegeben. Die Therapie ist das ganze Leben notwendig. Welche Kliniken die Behandlung unter anderem durchführen, siehe Seite 44 bis 46.

Therapie 2: Stammzellentherapie (vor allem für CLN1 und CLN2):

Bei einer Stammzellentherapie würden die Zellen ins Gehirn gegeben. Dort würden sie die Aufgaben der Zellen übernehmen, welche durch NCL zerstört werden. Geeignet ist die Therapie vor allem für CLN1 und CLN2 und weitere NCL-Arten, bei denen gesunde transplantierte Zellen das benötigte Enzym herstellen würden. Durch die hergestellten Enzyme könnten weitere Zellen versorgt werden. Dadurch wäre es möglich, sie zu retten. Zwischen Mai 2006 und Februar 2009 bekamen 6 Kinder eine einmalige Stammzellen-dosis in das Gehirn. Dazu gab es eine einjährige Immun-suppression. Die Krankheit wurde damit nicht gestoppt. Die Pharmafirma StemCell, Inc. führte den Test durch. Im Oktober 2013 kamen die Ergebnisse des Langzeittests, welche die Verträglichkeit und das Überleben der transplantierten Zellen bestätigten. Es war eine zweite Studienphase angedacht, die aber abgesagt wurde. Angeblich gab es zu wenige Teilnehmer/innen.

Therapie 3: Gentherapie:

Gentherapie ist eine Behandlung, welche eigentlich bei vielen NCL-Formen denkbar wäre. Es wird ein richtiges Gen in einen Virus gebaut. Bei dem Virus wird zuvor das eigene für Menschen schädliche Erbgut entfernt. Danach werden die Viren ins Gehirn injiziert. Dort sollen sie viele Gehirnzellen infizieren. Sie müssen dazu in die Zelle kommen und sie mit dem guten Erbgut anstecken. Damit soll die Gehirnzelle gesunden. Wahrscheinlich würde es reichen, wenn die Therapie nur einmal umgesetzt wird. In der Realität gibt es jedoch Probleme. Zum einen muss erst einmal ein Virus da sein, welcher sich auf möglichst viele Gehirnzellen verbreitet. Außerdem gibt es Abstoßungen. Denn es kommt häufig vor, dass die Gehirnzelle den Virus nicht aufnimmt. Dann können verschiedene Reaktionen eintreten. Wegen dieser Umstände ist die Gentherapie nicht zugelassen. Allerdings steht die Pharmafirma Abeona in Kontakt mit Ärzten der NCL-Sprechstunde der Universität Hamburg-Eppendorf. Dort hat man schon eine Studie mit NCL-Kindern durchgeführt.

Dadurch besteht eine Chance, dass in den USA und in Deutschland eine Studie für eine Gentherapie CLN1-Kinder sattfindet. Geplant war der Beginn für Anfang 2020. Für CLN2-Kinder versucht die Pharmafirma RegenXBio, eine Gentherapie zu finden. In der Phase 1 nehmen/nahmen Kinder in New York an der Gentherapiestudie teil. Es waren/sind CLN2-Kinder mit einem mittleren und schweren Fortschritt der Erkrankung. Die erste Gentherapiestudie ist abgeschlossen. Die Therapie hat sich gering ausgewirkt. Danach wurde der Virus verbessert. Eine zweite Studie läuft seit dem Jahr 2010. Bislang gibt es kein Ergebnis. Zudem unternimmt die Firma Sparks Therapeutics eine CLN2 Gentherapie. Sie wird allerdings gerade von der Pharmafirma Roche übernommen. Außerdem läuft in den USA seit März 2016 eine Gentherapiestudie für CLN6-Kinder. Angeblich sollen die Viren das Fortschreiten unterdrücken. Auch für CLN3-Patienten gibt es eine Chance. Seit November 2018 führt Amicus Therapeutics eine Gentherapiestudie für Kinder von 3 bis 10 Jahren durch.

Therapie 4: Medikamententherapie:

Ein Medikament, welches NCL komplett heilt, gibt es im Moment noch nicht. Allerdings gibt es Medikamente, die sich vermutlich positiv auf NCL auswirken. Diese Medikamente sind bereits gegen andere Krankheiten zugelassen. Außerdem werden manche an Tieren bzw. an NCL-Patienten/ NCL-Patientinnen getestet. Ein solcher Stoff ist Fluranzin. Er hilft gegen Schwindel und soll auch gegen Migräne sein. Anfang 2017 wurden Fadenwürmer C. elegans mit CLN3 damit behandelt. Als Ergebnis kam heraus, dass sich die Lebensqualität verbessert hat. Ein weiterer Stoff ist Flurpitrin. Flurpitrin hilft bei Schmerzen und Muskelspannungen. Er kann auch einen Zelltod verhindern. Darum wird vermutet, dass er den NCL-Verlauf zumindest verlangsamen kann. Der Wirkstoff hat jedoch viele Nebenwirkungen. Wegen diesen darf er seit 2018 nicht mehr verwendet werden. Zugelassen und ebenso eine mögliche Hilfe ist hingegen Fingolimod. Verwendet wird er zur Behandlung von Multipler Sklerose. Tests an Mäusen mit CLN1 sowie CLN3, die mit Fingolimod behandelt wurden, zeigten positive Ergebnisse. Weitere Forschungen und Tests sind wohl im Gang. Dann gibt es noch die Arzneistoffe Mycophenolate mofetil, Gemfibrozil und Cysteamin.

Cysteamin wird gegen Cystinose verwendet. Von 2001 bis 2013 gab es eine Studie auf CLN1. 10 CLN1-Kinder bekamen Cysteamin und N-acetylcysteine. Gemfibrozil ist ein Senker von Blutfett und hilftbei Fettstoffwechsel- Erkrankungen. Bezüglich NCL wurde er bei Mäusen mit CLN2 getestet. Hier wurde etwa die Lebensdauer höher. Ebenso an Mäusen, aber mit CLN3, wurde Mycophenolate mofetil probiert. Selbst diese Ergebnisse sind ermutigend. Ob ein Medikament für andere Erkrankungen wirklich gegen NCL hilft, kann jedoch nicht gesagt werden. Wer einen Versuch starten möchte, sollte es nur unter ärztlicher Aufsicht machen. Ebenso sollten mögliche Nebenwirkungen eingeplant werden. Ein Medikament, welches vor allem gegen Neuronale-Ceroid-Lipofuzinose wirkt, gibt es wie gesagt bisher nicht. Die Pharmafirma Polaryx forscht jedoch an einem Medikament gegen CLN2 und CLN3.

Therapie 5: Small Molecules:

Small Molecules sind kleine Moleküle. Es sind kleine Wirkstoffe mit verschiedenen Funktionen. Weil sie so klein sind, können sie in Zellen eindringen. Auch die Blut-Hirn-Schranke wird von ihnen bewältigt. Die Arznei kann damit Erbkrankheiten ausgleichen. Je nach Krankheit können sich Symptome sogar zurückbilden.

Therapie 6: Nahrungsergänzungsmittel:

Eine ausgewogene und vitaminreiche Ernährung ist für alle Menschen gut. Für NCL-Erkrankte ist es nicht anders. Außerdem gab es schon Tests darüber, ob Nahrungsergänzungsmittel einen positiven Einfluss auf NCL haben. Eine Langzeitstudie aus Finnland mit CLN3-Patienten, die Vitamin E, Vitamin C und Natriumselenit einnahmen, erzielte aber keinen Fortschritt. Genauso war es mit CLN8-kranken Mäusen, welche Vitamin E bekamen. Lediglich Vitamin E kombiniert mit Vitamin B2 und B6 hat eine kleine Verzögerung gebracht. Eine Verbesserung der Augen gab es bei einem Test mit CLN6-Mäusen, welche Cucurmin und DHA bekamen. Cucurmin ist ein natürlicher Farbstoff. Er stammt aus der Wurzel von Kurkuma. DHA ist Docosahexaensäure. Es ist eine ungesättigte Fettsäure. Sie gehört zu den Omega-3-Fetten. Des Weiteren sollen Trehalose und Resveratrol gut wirken. Trehalose ist ein natürlicher Zuckerersatzstoff. In einer Studie mit CLN3-Mäusen hat er die Lebensqualität verbessert. Resveratrol ist wiederum ein Antioxidans. Es ist in roter Weintraubenschale. Bei einem Test mit CLN3-Lymphozyten verbesserten sich Zellen.

Hoffnung bei CLN1:

Eine ähnliche Enzymtherapie wie bei CLN2 wurde bei CLN1 an Mäusen durchgeführt. Die Testergebnisse waren auch sehr hoffnungsvoll. Allerdings erfolgte bisher kein Test an Kindern.

Selbsthilfegruppen und Stiftung

Bekommt ein Kind die Diagnose NCL, ist es für alle Angehörigen oft ein starker Schock. Es ist als würde die Welt zusammenbrechen. Natürlich sind die meisten Eltern froh endlich zu wissen, was los ist. Was das Kind hat und wie man ihm helfen kann. Aber eine tödliche Krankheit zu erfahren, das ist immer ein Schlag. Zukunftspläne werden vernichtet. Außerdem fühlen sich Eltern und Verwandte oft allein gelassen. Weil das Kind in der normalen Schule oder im normalen Kindergarten bald nicht mehr mitkommt, kann es da nicht mehr hin. Folgend verliert es den Kontakt zu Schul- und Kindergartenfreunden. Auch in Behindertenschulen oder ähnlichen Einrichtungen kommt es kaum zu Freundschaften oder sie halten nur kurz.

Selbst Eltern können einige ihre „Freunde" verlieren.

Schließlich benötigt ihr Kind immer mehr Pflege. Bekannte oder „Freunde" können dann manchmal nicht verstehen, weshalb sie einen Männerabend oder Plauderabend ausschlagen. Das Wort *Freunde* ist dabei bewusst in Anführungsstirche gesetzt. Denn echte Freunde haben für so etwas natürlich Verständnis. Aber oft sind nur die wenigsten Bekanntschaften echte Freunde.

Dazu kommt, dass die Familien sich oft mit bürokratischen Dingen herumschlagen müssen. So wollen etwa Krankenkassen bestimmte Leistungen nicht zahlen oder genehmigen Anträge auf Hilfsmittel nur nach mehrmaliger Nachfrage. In der Regel stehen Familien scheinbar allein da. Dabei sind sie gar nicht die Einzigen. Es gibt einige Familien, denen es fast genauso geht. Der Kontakt zueinander kann recht hilfreich sein und es können neue Freundschaften geschlossen werden. Damit die Betroffenen zueinander oder zu hilfreichen Stellen Kontakt bekommen können, gibt es verschiedene Selbsthilfegruppen und Stiftungen. Auf den folgenden Seiten möchte ich einige der Anlaufstellen vorstellen.

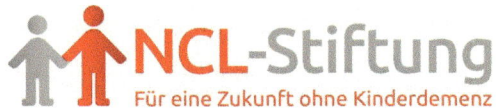

Die NCL-Stiftung

Die NCL-Stiftung (National Contest For Life) wurde 2002/2003 gegründet. Der Gründer ist Herr Dr. Frank Husemann. Bei seinem Sohn wurde im Alter von 6 Jahren NCL diagnostiziert. Die NCL-Stiftung engagiert sich für die Erforschung der Neuronalen-Ceroid-Lipofuszinose. Das Ziel ist es, betroffene Kinder mit einem oder mehreren Medikamenten zu retten. Damit die passende Medizin entwickelt werden kann, sollen Forschungslücken geschlossen werden. Dafür ist nicht nur eine gezielte Forschung, sondern auch der Austausch von Ergebnissen wichtig. Darum veranstaltet die Stiftung Wissenschaftler-Treffen mit verschiedenen Schwerpunkten.

Die Stiftung arbeitet hierbei mit Forschungsgruppen und Forschern aus der ganzen Welt zusammen. Nach den Treffen kann auf erneuerter Basis weiter geforscht werden. Ebenso werden Kontakte zu anderen Stiftungen, Selbsthilfegruppen und Verbänden aus aller Welt gepflegt. Bei regelmäßigen Gesprächen kommt es zu Projekt- und Strategieplanungen sowie zum Austausch des aktuellen Wissenschaftstandes.

Außerdem kooperiert die NCL-Stiftung mit Betrieben aus den Bereichen Biotech und Pharma. Schließlich kann nur mit solchen Firmen ein Medikament entwickelt werden, die das Know-how und auch die finanziellen Mittel für klinische Studien haben. Des Weiteren legt die NCL-Stiftung Wert auf Aufklärung. Schließlich kann einem NCL-Kind am besten geholfen werden, wenn es frühzeitig eine richtige Diagnose bekommt. Wegen mangelnden Wissens vieler Mediziner dauert die Diagnose- zeit aber im Durchschnitt 2 bis 4 Jahre. Dazu kommen zahlreiche Fehldiagnosen. Um dies zu ändern, klärt die NCL-Stiftung Mediziner, Schüler*innen und die breite Öffentlichkeit auf. Wer die NCL-Stiftung unterstützen möchte, kann dies auf verschiedene Weisen machen.

Mehr Infos zur Stiftung gibt es auf:

https://www.ncl-stiftung.de/
https://www.facebook.com/NCLStiftung/
https://www.instagram.com/ncl_stiftung/
https://www.xing.com/companies/ncl-stiftung
https://www.youtube.com/user/NCLstiftung1

Adresse NCL-Stiftung siehe Seite 44.

Die NCL Gruppe Deutschland e.V.

Vor über 30 Jahren wurde die NCL Gruppe Deutschland e.V. gegründet. Sie ist eine gemeinnützige Selbsthilfeorganisation, die von einem derzeit 7-köpfigen ehrenamtlichen Vorstand geleitet wird. Vier Regionalgruppen erleichtern den persönlichen Kontakt. Ihre Ziele sind:

• Kontakt zwischen betroffenen Familien untereinander, Ärzten und Helfern herzustellen, u. a. durch überregionale oder regionale Zusammentreffen.

• Pflegekräfte, Ärzte, Verwandte, Pädagogen, Therapeuten und so viele weitere Personen wie möglich über die Kinderdemenz aufklären.

• In den Bereichen Inklusion, Schulwesen, lebenslanges Lernen oder Ausbildung den Familien und Pädagogen zur Seite stehen.

• Auf die Probleme mit Ämtern, Krankenkassen und Behörden hinweisen.

• Mithilfe und Unterstützung bei Forschungsprojekten und bei der Entwicklung und Zulassung von Therapien leisten.

• Kontakte zu halten und Zusammenarbeit mit relevanten nationalen sowie internationalen Institutionen, Einzelpersonen und Organisationen aus den Bereichen Medizin, Wissenschaft, Wirtschaft, Behindertenwesen und dem öffentlichen Leben.

Kurz gesagt: Die NCL Gruppe Deutschland e. V. will den NCL-Erkrankten und deren Familien helfen, wo immer es möglich ist.

Schirmherr ist Herr Prof. Dr. A. Kohlschütter vom Universitätsklinikum in Hamburg-Eppendorf (UKE). Finanziert wird die NCL Gruppe Deutschland e.V. über Projekt- und Pauschalförderungen der GKV. Die Hauptfinanzierung übernehmen jedoch Spendenbeiträge und Mitgliedsbeiträge. Die Mitgliederbeiträge liegen (Stand November 2020) für Einzelpersonen bei 40,00 € und für Paare bei 60,00€ im Jahr. Mehr Infos zur NCL Gruppe Deutschland gibt es auf:

https://www.ncl-deutschland.de/home.html
https://www.facebook.com/NCLDeutschland/

Adresse der NCL-Gruppe Deutschland e.V. siehe Seite 44.

Adressen für Kliniken, Selbsthilfegruppen, Foren und mehr

In diesem Kapitel geht es um die Kontaktdaten der NCL-Stiftung, Kliniken und Selbsthilfegruppen. Stand: November 2020.

Adresse NCL-Stiftung:

NCL-Stiftung

Holstenwall 10

20355 Hamburg

Fax: +49 (0) 40 69 666 74-69

Telefon: +49 (0) 40 69 666 74-0

E-Mail: contact@ncl-stiftung.de

Adresse NCL Gruppe Deutschland e.V.:

NCL-Gruppe Deutschland e.V.

Juliane Sasse

Graacher Straße 6

13088 Berlin

Telefon: +49 (0)30/250 44 91 6

E-Mail: Juliane.Sasse@ncl-info.de

Adresse UKE Hamburg:

Universitätsklinikum Hamburg-Eppendorf

Zentrum für Geburtshilfe, Kinder- und Jugendmedizin

Klinik und Poliklinik für Kinder- und Jugendmedizin

Spezialambulanz Leukodystrophien/NCL, Gebäude O47

Martinistraße 52

20246 Hamburg

Telefon: +49 (0) 40 7410 - 20400 Fax: +49 (0) 40 7410 - 20404
E-Mail: kinderklinik@uke.de
Mo - Fr 8:00 - 16:00 Uhr

Ambulante Sprechstunde:
nach Vereinbarung.

**Adresse Klinik für Kinder-
und Jugendmedizin Uni-
versitätsmedizin Göttingen:**

Klinik für Kinder- und Jugendmedizin Universitätsmedizin

Göttingen

Robert-Koch-Straße 40

37075 Göttingen

Station 3031 – Neuropädiatrie

Telefon: 0551-39-66229 oder -66230

Telefon: (Sekretariat): 0551 39-22570

Telefax: 0551-39-66312

E-Mail: chris.muehlhausen@med.uni-goettingen.de

Ansprechpartner:

Prof. Dr. med. Peter Huppke/Prof. Dr. med. Chris Mühlhausen/Dr. med. Hendrik Rosewich

Quellen

Zur Erstellung dieses Ratgebers nutzte ich die folgenden
Quellen:

https://www.ncl-deutschland.de/nclwas

https://www.ncl-deutschland.de/uploads/media/NCL_Beilege
r-Version1-2014.pdf

https://www.dasgehirn.info/krankheiten/krankheiten-diverse
s/kinderdemenz-ncl-toedlicher-zellabfall?gclid=Cj0KCQjw6eTt
BRDdARIsANZWjYY-O2s6Eil2JTWpt2kFbUay6bohRgtSoO9zvzy
B2p_MReFaTStFz1laApR3EALw_wcB

https://www.stadtgottes.de/nachricht/ncl-die-unsichtbare-kr
ankheit.html?no_cache=1&tx_news_pi1%5BoverwriteDeman
d%5D%5Bcategories%5D=17&cHash=ea0813acc6cb6cc56dd3
82fb1be91a4e

https://www.aerzteblatt.de/archiv/45242/Die-neuronalen-Ce
roid-Lipofuszinosen-Demenzerkrankungen-bei-Kindern-und-J
ugendlichen

https://cme.medlearning.de/ncl-stiftung/ncl_rez2/pdf/cme.p
df

https://www.aerztezeitung.de/Medizin/RNA-basierte-Therap
eutika-starten-durch-230639.html

http://ncl-netz.de/diagnostik.htm#NA

https://www.ncl-deutschland.de/nclwas/therapieansaetze.html

https://www.ncl-deutschland.de/infos-hilfen/infomaterial.html

https://www.ncl-stiftung.de/was-wir-machen/aufklaerungsarbeit/

https://www.ncl-stiftung.de/was-wir-machen/kooperationen/

https://www.ncl-stiftung.de/was-wir-machen/forschungsfoerderung/

https://www.ncl-stiftung.de/wer-wir-sind/team/

https://www.achse-online.de/de/Mitgliederverzeichnis/M1435/National_Contest_for_Life_NCL

Blaues Heft der NCL-Gruppe Deutschland e.V.

Kontakt mit verantwortlichen Personen der NCL-Gruppe Deutschland e. V. und der NCL Stiftung.

Danksagung

Als ich vor über einem Jahr mit diesem Ratgeber begann, stand ich nicht nur schriftlich, sondern auch wissensmäßig ziemlich am Anfang. Es war mir von Beginn an klar, dass Unterstützung nötig ist. Hiermit möchte ich mich bei allen bedanken, die an der Entstehung und Veröffentlichung mitgeholfen und daran geglaubt haben.

Besonderen Dank geht an die Vorsitzenden und ehemals Vorsitzenden der NCL-Gruppe Deutschland e. V.. Sie (besonders die 1. Vorsitzenden des Vereins) begleiteten seit Beginn meine Idee, standen für mögliche Fragen offen und halfen mir über das blaue Vereinsheft bei der Informationsbeschaffung. Ein weiteres Dankeschön geht an die NCL Stiftung, welche ich unter anderem als Anlaufstelle nennen darf. Dankbar bin ich zudem für die Erlaubnisse des UKE Hamburg und der Klinik für Kinder- und Jugendmedizin Universitätsmedizin Göttingen, dass beide Kliniken im Anhang mit Adressen genannt werden dürfen. Des Weiteren kann ich mich glücklich schätzen, ein gutes Lektorat und Korrektorat gefunden zu haben. Somit auch ein Dank an Ebert Medien für die textlichen Verbesserungen in Sachen Grammatik, Interpunktion, Rechtschreibung sowie Ausdruck.

Haftungsausschuss

Der Inhalt diese Buches/E-Books wurde sorgfältig erstellt und geprüft. Für die Vollständigkeit, Aktualität und Korrektheit wird aber keine Gewähr gegeben. Genauso ist es bezüglich einer kontraproduktiven oder anderweitig falschen Auffassung des Lesers/der Leserin. Es gibt auch keine Gewährleistung in Bezug auf den beschriebenen Krankheitsverlauf oder Therapieverlauf. Denn NCL ist noch eine sehr unerforschte Erkrankung. Bei Therapien oder beim Krankheitsverlauf kann es immer Abweichungen geben.
Zudem sind im Anhang Quellen genannt. Auf ihren Inhalt sowie auf den Inhalt dort angegebener Links hat die Autorin keinen Einfluss. Darum übernimmt sie keine Haftung. Bei Erstellung der Quellenangabe konnte keine Rechtswidrigkeit festgestellt werden.